Ricettario per la Dieta Paleo In Italiano/Paleo Diet Cookbook In Italian

Una Guida Rapida alle Deliziose Ricette Paleo

Charlie Mason

sono prive di garanzia riguardo alla loro validità o qualità provvisoria. I marchi menzionati sono fatti senza il consenso scritto e non possono in alcun modo essere considerati un'approvazione da parte del titolare del marchio.

INDICE

Introduzione

Congratulazioni e grazie mille per aver acquistato Il Ricettario Completo per la Dieta Paleo!

Questo libro è ricco di una varietà di deliziose ricette che vi manterranno sulla strada giusta quando inizierete il vostro viaggio tra i vostri antenati cavernicoli attraverso la Dieta Paleo. Questo è il libro di cucina perfetto per chi inizia la dieta Paleo. Tutte le ricette sono semplici e facili da realizzare comodamente nella propria cucina.

Allora, cosa aspettate? È ora di tuffarsi nei capitoli pieni di ricette e mettersi a cucinare!

Capitolo 1: Colazione

Muffin all'Uovo per la Colazione

Si tratta di una deliziosa ricetta a basso contenuto di carboidrati che vi darà una grande spinta per la mattinata, senza appesantirvi. Questa ricetta è solo uova e verdure, quindi niente pane caricato con carboidrati per farvi sentire pigri. Questo è ottimo da conservare e da prendere per una colazione veloce in movimento. Questa ricetta fa circa dodici muffin. Un muffin equivale a una porzione, quindi circa dodici porzioni, a seconda di quante verdure si aggiungono alle uova.

Ingredienti:

- 12 uova biologiche ruspanti. (I polli allevati in casa producono le uova migliori per questo)
- 2 cucchiaini di olio di cocco (Si può usare anche il burro all'erba o l'olio d'oliva biologico)
- Verdura (Il numero dipende dal tipo che si usa).

Istruzioni

- Preriscaldate il forno a 180° C. Mentre il forno si preriscalda, ingrassate leggermente la vostra scatola di muffin. In questo modo si evita che le uova si attacchino, per consentire una facile rimozione.
- Sbattere le uova in una ciotola e aggiungere le verdure. Razionare le uova in ciotole separate se si fanno diverse combinazioni vegetali. Versare le uova in modo uniforme negli stampini per muffin.
- Cuocere per 20-25 minuti o finché le uova non si saranno

solidificate.

- È stato facile! Se siete alla ricerca di un po' più condimento, è possibile aggiungere qualsiasi condimento che ti piace, basta assicurarsi di guardare i livelli di sodio. Si può anche fare il top con cose come l'avocado, e peperoni. Questa è una ricetta adorabile, versatile e semplice.

Ciambelle al Sidro di Mele

Questa è una bella idea di colazione per quei giorni in cui si desidera il meraviglioso sapore delle ciambelle, ma non si vuole interrompere la dieta. Questo aderisce alle regole della dieta, ma è ancora confezionato con un sapore meraviglioso e soddisferà le vostre voglie.

Ingredienti

- 60 gr farina di cocco
- 2 gr di cannella
- 2 gr di bicarbonato di sodio
- 1 gr di sale marino celtico
- 2 uova biologiche (non congelate)
- 45 gr di miele
- 30 ml di olio di cocco (sciolto)
- 125 ml di sidro di mele caldo
- 400 gr di burro chiarificato (questo servirà per far aderire lo zucchero quando ricoprirai le ciambelle)

Per lo zucchero alla cannella

- 120 gr di zucchero di cocco semolato
- 8 gr di cannella in polvere

Istruzioni

- Preriscaldare una mini macchina per ciambelle
- In una ciotola, di dimensioni medie, sbattere insieme le uova, l'olio e il miele.
- Aggiungere gli ingredienti secchi agli ingredienti bagnati e mescolare fino a quando non sono combinati.
- Quindi aggiungere il sidro di mele caldo al composto fino a quando non è ben incorporato nell'impasto.
- Prendere una paletta per biscotti e versa la pastella nella macchina per ciambelle che avete preriscaldato.
- Le ciambelle dovrebbero essere cotte in due o tre minuti.
- Rimuovere i pasticcini dalla macchina e metterli su una griglia per spennellarli con la glassa che preferisci.
- Girare le ciambelle con la miscela preparata di cannella e zucchero di cocco fino a quando non sono ben ricoperte.
- Questo non è solo un ottimo pezzo per la colazione, ma è anche buono per un gesto romantico al vostro partner. Colazione a letto senza disordine. Chi non la ama?

Muffin di Mela

La dieta Paleo è spesso priva di veri muffin. Tuttavia, per le persone impegnate e in movimento, i muffin forniscono una grande carica di energia per affrontare la giornata.

Ingredienti

- 250 gr di farina di mandorle (nota anche come farina di mandorle)
- 3 uova biologiche
- 30 gr di burro fuso e nutrito con erba
- 40 - 80 gr di miele (a piacere)

- 5 gr di cannella in polvere
- 1 o 2 mele Torsoli e tritali in un frullatore
- 5 gr di bicarbonato di sodio
- Un pizzico di sale

Istruzioni

- Preriscaldare il forno a 160° C e iniziate il vostro lavoro di preparazione. Primo torsolo, e tritare le mele fino a quando non sono finemente amalgamate, ma non creare una purea. Questo li porterà alla consistenza perfetta per i muffin.
- Per preparare i muffin, mescolare semplicemente tutti gli ingredienti in una ciotola. Quindi riempire uniformemente una teglia per muffin unta. Ogni tazza dovrebbe essere piena per circa 3/4 per lasciare spazio all'espansione della pastella.
- È facile montarli insieme la domenica e conservarli in frigorifero per una settimana intensa. In questo modo non dovete saltare la colazione. Molte persone usano la scusa di essere troppo occupate per fare colazione, ma se vi preparate bene non dovreste mai saltare il pasto più importante della giornata.
- Fate attenzione però, se li cucinate fino in fondo, potrebbero essere un po' asciutti. Questo è ottimo se vi piace un muffin più secco, tuttavia, se vi piace umido, tirateli fuori dal forno quando lo stuzzicadenti esce solo per lo più pulito. Termineranno la cottura mentre si raffreddano e non saranno così asciutti.
- Cos'è la colazione senza frullato? Ecco due frullati che faranno vibrare la vostra routine mattutina. Tutti sono pieni di potenza per darti una spinta e tenerti lontano dal nervosismo di mezzogiorno.

Frullato di Avocado, Cavolo Riccio e Pesca

Ingredienti

- 1/2 a 1 avocado maturo
- 1/2 banana (potete usare congelata o fresca)
- 3 o 4 fette di pesca (si possono usare fresche o congelate)
- 30 gr a 60 gr di cavolo riccio, congelato e tritato finemente
- 250 ml di latte di mandorle. Si può anche usare una miscela di latte di cocco e latte di mandorle.

Istruzioni

- Gettate tutti gli ingredienti nel frullatore e frullate fino a raggiungere la consistenza desiderata.
- Se si utilizza frutta surgelata, è essenziale assicurarsi di utilizzare quella senza zucchero aggiunto. Questo è un frullato più delicato, quindi se volete addolcirlo, usate del miele grezzo o dell'agave. Il sapore è quasi quello di un cetriolo senza, nonostante il fatto che non ci siano cetrioli nel frullato.
- La maggior parte delle persone si fa beffe del pensiero dell'avocado nel frullato, ma la verità è che è un ottimo materiale per frullati. Dà al frullato una consistenza leggera e ariosa, e i suoi grassi sani ti tengono pieno fino a pranzo, così non crollerai prima di allora.

Frullato di Fragole, Spinaci e Burro di Mandorle

Ingredienti

- 250 ml di latte di mandorle (potete mescolare mandorle e latte di cocco per un sapore più ricco)
- 60 - 120 gr di spinaci tritati e surgelati
- 3-4 fragole grosse (fresche o del congelatore)
- 1/2 banana (fresca o del congelatore)
- 30-50 gr di burro di mandorle

Istruzioni

- Versare tutti gli ingredienti in un frullatore e frullare fino a ottenere la consistenza desiderata.
- La frutta congelata tende ad essere più facile da tenere a portata di mano, poiché la preoccupazione di rovinare è ridotta. Tuttavia, dovete leggere le etichette e assicurarvi che non ci siano zuccheri aggiunti. Inoltre, una miscela di cocco e latte di mandorle conferisce al frullato una consistenza più ricca, poiché il latte di cocco tende ad essere un po' sottile.
- Il burro di mandorle è un'ottima fonte di proteine e grassi sani, per darvi una carica durante tutta la giornata.

Pancakes Senza Fallire

Questa è una ricetta facile e delicata perfetta per le persone Paleo che non hanno molto tempo al mattino per preparare la colazione!

Ingredienti

- 5 gr di estratto di vaniglia
- 2 gr di cannella
- 8 gr di farina di cocco
- 2 uova
- 1 banana
- Gocce di cioccolato fondente, frutta che desiderate e / o sciroppo d'acero, per servire.

Istruzioni

- Schiacciare la banana, poi mescolarla con vaniglia, cannella, farina di cocco e uova.
- Riscaldare la padella. Versare la pastella nella padella, creando 3 pancake di dimensioni uguali.
- Aggiungere condimenti opzionali.
- Cuocere 2-4 minuti sul primo lato, capovolgere e cuocere 2 minuti sul lato opposto.
- Condire con lo sciroppo e divertitevi!

Frittelle per Colazione con Patate Dolci e Pancetta

Ingredienti

- Pepe e sale
- 2 gr di paprica
- 25 gr di farina di cocco
- 2 uova sbattute
- 3 scalogni tritati
- 2 patate americane mondate
- 6 strisce di pancetta

Istruzioni

- Affettare la pancetta in pezzi da 1 cm. Friggere in padella fino a renderle croccanti. Rimuovere e mettere da parte il grasso di pancetta.
- Pelare e grattugiare le patate. Versare le patate dolci sminuzzate in una ciotola. Mescolare con pepe, sale, farina di cocco, uova, scalogno e pezzi di pancetta cotta.
- Utilizzando un ¼ di misurino, raccogliere la miscela di frittella. Distribuire il composto su carta forno e appiattirlo con una spatola per formare la frittella. Volete che siano spessi circa 1.5 cm.
- Aggiungere l'olio d'oliva nella padella insieme al grasso di pancetta e riscaldare.
- Cuocere 3-4 frittelle per 3 minuti per lato fino a doratura. Servire ben caldo!

Paleo Crepes con Fragole

Ingredienti

- Coulis alle fragole:
- 15 gr di fecola di maranta
- 120 ml di acqua
- 20 gr di miele
- 20 gr di zucchero di cocco
- 230 gr di fragole

Crepes:

- 120 ml di latte di cocco in scatola
- 7 gr Miele
- 5 gr di estratto di vaniglia
- 3 uova
- 40 gr di fecola di maranta
- 60 gr farina di cocco

Panna montata al cocco:

- 1 lattina di latte di cocco intero, refrigerato

Istruzioni

- Per fare la salsa, aggiungere le fragole tritate e il miele nella padella. Mescolare la polvere di fecola di maranta con acqua fredda. Riscaldare fino all'ebollizione, quindi abbassare la fiamma e cuocere a fuoco lento per 5-10 minuti finché non si addensa.
- Per preparare le crepes, mescolare latte di cocco, uova, miele, vaniglia e farine. Lasciare riposare per 5 minuti. Scaldare la padella con un filo d'olio d'oliva. Versare la pastella per crepe al centro della padella, girare e lasciare

cuocere 1-2 minuti. Capovolgere e cuocere altri 30 secondi.

- Per preparare la panna montata al cocco, versare la crema di cocco nel mixer insieme a 1-3 gocce di estratto di vaniglia. Sbattere fino a quando non sarà denso. Aggiungere più vaniglia o miele se lo desiderate.
- Foderare le fragole su crepe insieme a un cucchiaio di panna montata. Roll crepe. Servire subito con avanzi di panna montata. Buon appetito!

Capitolo 2: Pranzo

Il pranzo, anche se quasi sempre consumato, è trattato come uno scherzo. Raramente ci sono ricette per il pranzo specificate che non comportano un panino di qualche tipo. La maggior parte delle persone prepara un panino o mangia gli avanzi, e con i carboidrati che sono un no-no nella dieta paleo, i panini sono fuori. Questo può far sembrare che le opzioni siano limitate. Tuttavia, questo capitolo ha un sacco di grandi idee che possono essere preparate la sera prima.

Involtini Di Lattuga Di Pollo Chipotle

Non ridete. Se aveste avuto solo degli involucri di lattuga che vi hanno lasciato più affamati di quanto non foste prima di mangiare, allora vi sarebbe piaciuto. Questo involucro di lattuga è pieno di sapori per soddisfare le vostre papille gustative, e abbastanza appagante per farvi passare la giornata.

Ingredienti

- 250 gr di petto di pollo (senza pelle). A pezzi, sminuzzati o tagliati a strisce
- 30 ml di olio di oliva
- 1 cipolla rossa affettata finemente
- 1 pomodoro grande, tritato
- 20 gr di chipotle in salsa adobo
- 1 gr di cumino
- Un pizzico di sale, pepe e zucchero di canna.
- Scegliere le foglie di lattuga
- foglie di coriandolo, fresche
- jalapenos, in salamoia e freschi

- Avacodo o guacamole fresco
- Pomodori, scalogno, cipolla e altri ingredienti che potrebbero essere usati per preparare una salsa rustica
- spicchi di lime per spritz

Istruzioni

- Riscaldate il vostro olio in una padella antiaderente a fuoco medio e cuocete il pollo finché non sarà dorato.
- Quindi, aggiungete un'altra spruzzata di olio e fate rosolare le cipolle
- Aggiungere il resto degli ingredienti meno il lime, l'insalata e la lattuga e cuocere a fuoco lento per circa dieci-quindici minuti.
- Aggiungere nuovamente il pollo e cuocere a fuoco lento per altri cinque minuti circa.
- Conservare il composto in una ciotola e metti la lattuga e gli altri elementi in un'altra ciotola e preparare il pranzo il giorno successivo.
- Prima di mangiare, se lo desiderate, spruzzare la pellicola con il lime.
- Gli involtini di lattuga hanno tutti i sapori di un normale impacco, senza i carboidrati della tortilla.

Wrap di Tacchino Californiano e Pancetta con Maionese al Basilico

Se vi piace il cibo ispirato alla California, adorerete questa ricetta. Soddisfate le vostre papille gustative con la deliziosa combinazione di maionese al gusto di basilico, pancetta e tacchino. Questo è il pranzo da sogno di ogni amante paleo. Chi dice che gli involtini di lattuga debbano essere noiosi e insipidi?

Ingredienti

- 6 foglioline di basilico fresco
- 120 ml di maionese
- 5 ml di succo di limone
- 1 spicchio d'aglio
- sale e pepe
- 4 fette di bacon
- insalate iceberg e lattuga
- straccetti di tacchino

Istruzioni

- Iniziare con la maionese al basilico. Mettere i primi sei ingredienti in un robot da cucina e frullare fino a raggiungere una consistenza cremosa.
- Volete che la vostra pancetta sia leggermente floscia, in modo che si manipoli bene nell'involucro. Ciò significa che dovete cuocere la pancetta su un letto di carta assorbente. Potete andare ovunque tra cinque e sette minuti. Questo dovrebbe dare una buona consistenza alla vostra pancetta.
- È possibile utilizzare qualsiasi tipo di lattuga si desideri, tuttavia la lattuga Iceberg sembra dare le foglie più

grandi, e questo mantiene tutto meno disordinato. Gli involucri disordinati possono essere frustranti, quindi è meglio evitarli a tutti i costi.

- Volete che l'involucro rimanga croccante, e il basilico maionese può inzuppare la lattuga, quindi volete una barriera. Prendete una fetta di tacchino e adagiatela sulla lattuga, quindi aggiungete la maionese. Infine, guarnire con un'altra fetta di tacchino e aggiungere la pancetta. Arrotolare e godetevela!

Ciotole di Pollo BBQ e Patate Dolci Arrosto

Ingredienti

- 120 ml di salsa barbecue
- 450 gr di petti di pollo senza pelle disossati
- 1 broccolo
- 2 gr di peperoncino in polvere
- 2 gr di aglio in polvere
- 3 gr di sale
- 30 gr di olio d'oliva
- 1 cipolla gialla
- 2 patate dolci

Istruzioni

- Assicurarsi che il forno sia preriscaldato a 200° C. Con un foglio, foderare una padella.
- Mondare le patate e tagliarle a fette. Quindi affettare le patate e la cipolla a pezzi. Versare sulla padella e condire con 1 cucchiaio di olio d'oliva. Quindi cospargere con peperoncino in polvere, aglio in polvere e ¼ di cucchiaino di sale.

- Mescolare bene e aggiungere i broccoli. Quindi cospargere di olio d'oliva rimanente e sale.
- Mettere i petti sulla padella tra le verdure e spennellare con ¼ di tazza di salsa barbecue.
- Cuocere 15-20 minuti fino a quando il pollo è cotto completamente.
- Prendere la padella dal forno e taglia il pollo. Mescolare la carne sminuzzata con la salsa barbecue rimanente.
- Mettere il pollo e le verdure arrosto nelle ciotole. Godetevi questo pranzo salutare!

Insalata Di Mango Alla Fragola

Ingredienti

Condimento ai Semi di Papavero alla Fragola:

- 3 gr di sale
- 15 gr di semi di papavero
- 75 gr di fragole
- 85 gr di miele
- 50 ml di aceto di champagne
- 100 ml di olio di oliva

Insalata Di Mango Alla Fragola:

- 140 gr di mandorle affettate / tostate
- 1 avocado tritato
- 240 gr di fragole tritate
- 1 Mango tritato
- 2 petti di pollo cotti / tritati da 230 gr
- 1 kg di baby verdi

Istruzioni

- Per fare il condimento, versate tutti gli ingredienti del condimento in un frullatore e frullate fino a quando tutto è liscio.
- Per creare l'insalata, unire tutti gli ingredienti dell'insalata in una grande ciotola, mescolando delicatamente. Condire con la salsa e servire!

Zuppa Cremosa di Cavolfiore

Ingredienti

- 2 gr di paprika affumicata
- 5 gr di cipolla in polvere
- 1 gr di erba cipollina essiccata
- 6 gr di sale
- 1 rametto di rosmarino
- 900 ml di brodo di pollo
- 1 testa di cavolfiore
- 4 spicchi di aglio
- ½ cipolla gialla affettata
- 25 gr di ghee
- 60 gr di pancetta a cubetti, per servire

Istruzioni

- Aggiungere il burro chiarificato, gli spicchi d'aglio e la cipolla in una padella preriscaldata. Rosolare insieme 60 secondi fino a quando il composto diventa fragrante.
- Mettere nella padella il rosmarino, il brodo, le cimette di cavolfiore e metà del sale. Coprire e abbassare il fuoco per cuocere a fuoco lento per 25 minuti finché il cavolfiore

non diventa tenero.

- Mentre la miscela di cavolfiore cuoce, rosola la pancetta fino a renderla croccante. Mettere su un piatto rivestito di carta assorbente.
- Quando il cavolfiore è tenero, togli il rosmarino e versa il sale, le erbe e le spezie rimanenti. Unire accuratamente.
- Versare la zuppa in un frullatore. Frullatore 30 secondi fino a che liscio.
- Versare nelle ciotole e servire guarnendo con pancetta croccante ed erba cipollina.

Buffalo Pollo Slide

Ingredienti

- 60 gr condimento ranch
- 1 patata dolce grande
- 1 gr di pepe
- 16 gr di farina di mandorle
- 30-50 ml di salsa hot di buffalo
- 2 cipollotti
- 1 spicchio d'aglio tritato
- 28 gr di pollo macinato

Istruzioni

- Assicurarsi che il forno sia preriscaldato a 180° C. Con carta pergamena, allineare un foglio.
- Tagliare la patata dolce a rondelle da 0.50 cm. Affettare sottilmente le parti bianche e verdi delle cipolle verdi.
- Mettere i tondelli di patate in uno strato uniforme su un foglio. Cuocere 15-20 minuti fino a quando leggermente dorato. Assicuratevi di girarli a metà del tempo di cottura.

- Unire pepe, farina di mandorle, salsa di bufala, cipolle verdi, aglio e pollo insieme. Con le mani fare 8 porzioni uniformi dal composto.
- Preriscaldate la griglia. Appiattire le porzioni di carne in polpette. Griglia 5 minuti per lato.
- Disporre la carne su rondelle di patate, usandole come "focacce". Servire con il ranch.

Poppers di Pollo e Zucchine

Ingredienti

- 1 gr di pepe
- 2 gr di sale
- 1 spicchio di aglio
- 3-4 gr di coriandolo tritato
- 2-3 cipolle verdi tagliate
- 500 gr di zucchine grattugiate
- 28 gr di pollo macinato
- 1.5 gr di cumino
- Olio d'oliva

Istruzioni

- Gettate insieme pepe, sale, aglio, coriandolo, cipolla verde, zucchine e pollo.
- Riscaldare l'olio d'oliva e aggiungere cucchiai colmi di miscela di zucchine nella padella. Cuocere 8-10 minuti, girare e cuocere altri 4-5 minuti fino a doratura e cottura.

Insalata Di Pollo Fiesta

Ingredienti

- Pepe e sale
- Un pizzico di pepe di Caienna
- 0.5 gr di paprika affumicata
- 1.5 gr di cumino
- Succo di 1 lime
- 2 scalogni affettati
- 4 gr di coriandolo
- ½ peperone rosso, tagliato a dadini
- 500 gr di pollo cotto (sminuzzato o tritato)
- 1 avocado

Istruzioni

- Schiacciare l'avocado.
- Mescolare i componenti rimanenti della ricetta con l'avocado fino a combinarli completamente.
- Servire con i contorni paleo preferiti!

Capitolo 3: Cena

Polpette Di Zucca Di Acero

Non siete ciechi. Dice davvero Polpette di Zucca d'Acero. Questa è un'ottima ricetta autunnale per quando volete cambiare le cose. Questa è un'ottima ricetta per le polpette del Ringraziamento, per far parlare tutti i vostri ospiti del meraviglioso piatto. Avrete persone che vi chiederanno la vostra ricetta, e non crederanno mai che faccia parte di quella che la maggior parte della gente chiama "dieta della moda".

L'acero e la zucca conferiscono alla carne un bel sapore croccante, con un pizzico di dolcezza. Questo li fa davvero risaltare, e sono anche umidi e deliziosi.

Mangiateli da soli, con dei vegetti, su riso al cavolfiore, o come preferite. Sono buonissimi.

Ingredienti

- 450 gr Carne macinata
- 230 gr Macinato di maiale
- 125 gr di purè di zucca
- 1 uovo biologico
- 65 gr di farina di mandorle
- 1 cipolla piccola tritata
- 2 Spicchi d'aglio tritati
- 1 mazzetto di prezzemolo tritato
- 2 gr di sale marino
- 1 gr di pepe nero
- 80 ml di sciroppo d'acero

Istruzioni

- Riscaldare il forno a 200° C.
- Mettere tutti gli ingredienti meno lo sciroppo in una ciotola e unirli con le mani.
- Gettare un po' di carta da forno su una teglia e arrotolare le polpette delle dimensioni desiderate e posizionarle sulla teglia.
- Cuocere fino a completa cottura e doratura, circa venti-venticinque minuti. Servire con sciroppo d'acero e gustare.

Ciotola di Pollo e Verdure

Avete avuto una lunga giornata e non avete voglia di cucinare una cena importante, ma non volete interrompere la vostra dieta? Questa è la ricetta che fa per voi.

Questa ricetta è semplice ed è salutare, state praticamente consumando un arcobaleno.

Perché è importante?

Ogni colore diverso di frutta e verdura contiene un nutriente diverso. Ciò significa che quando mangiate un arcobaleno di varietà, state ricevendo un sacco di nutrienti sani. Questo vi darà una buona spinta immunitaria e vi aiuterà a superare non solo la notte, ma anche la settimana.

Questi colori sono chiamati sostanze fitochimiche e prendono il sole e scompongono le sue proprietà in diversi nutrienti, che sono chiamati fitonutrienti.

I fitonutrienti aiutano a creare le vitamine che si possono trovare nella frutta e nella verdura. In un senso molto generale, i prodotti gialli e arancioni (come peperoni e limoni) contengono elevate quantità di vitamina A e vitamina C. Le verdure verdi e la frutta contengono vitamine B, E e K mentre il viola può segnalare la presenza di vitamina C e K.

Questa insalata caricherà la vostra ciotola con tutti i tipi di vitamine e minerali ... e ha anche un ottimo sapore! Cosa c'è di meglio?

Ingredienti

- 40 ml di olio d'oliva
- 2 spicchi d'aglio, tritati
- 2 peperoni di qualsiasi colore, affettati
- 1 cipolla rossa affettata
- 960 gr di spinaci tritati
- 120 gr di carote sminuzzate
- 30 ml di succo di limone
- 3 gr di prezzemolo fresco tritato
- 340 gr di pollo cotto e sminuzzato
- Germogli o microgreens per guarnire
- Sale marino e pepe macinato fresco a piacere

Istruzioni

- Scaldare l'olio e gettare tutte le verdure tranne i germogli e cuocere finché non si ammorbidiscono.
- Aggiungere il pollo alle verdure e poi coprire con i germogli.

Frittura di Agnello di Primavera

Se siete stufi della carne di manzo macinata, allora questa è una buona ricetta per mescolarla. L'agnello è un mondo completamente nuovo e può rendere di nuovo emozionante la cena.

È una combinazione talmente buona che si può mangiare sopra il riso al cavolfiore, oppure si può mangiare da solo l'agnello e le verdure. Abbinatelo a un tè da bere, o a un ginger ale al limone.

Se non avete avuto alcuna esperienza con l'agnello, dovreste parlare con il vostro droghiere o macellaio locale per trovare un agnello alimentato al 100% con il metodo biologico e con l'erba. Queste due cose sono importanti per la dieta.

Le leggi sull'etichettatura significano che le etichette non significano praticamente nulla. Ciò significa che finché l'animale viene nutrito con erba per una parte del tempo, possono etichettare l'animale nutrito con erba. Questo è qualcosa che può creare confusione perché vuoi bestiame allevato al 100% in modo naturale.

La ragione per cui è così importante è che il bestiame non nutrito in modo biologico non è generalmente così denso di sostanze nutritive perché viene alimentato con ormoni per renderlo più grande, il che significa che le sostanze nutritive devono coprire più superficie, e a meno che non si acquista l'intero animale, non si otterrà la quantità densa di sostanze nutritive. Gli animali nutriti con metodo biologico sono più densi di nutrienti, in quanto sono in genere leggermente più piccoli, e non stanno ottenendo i loro nutrienti ridotti da antibiotici e alimenti trasformati che rendono la carne più densa.

Un tenero agnello è ottimo per un pasto primaverile non troppo abbondante, ma è molto soddisfacente. Può sembrare un paradosso, ma la verità è che vi riempie lo stomaco senza sentirvi pesanti, come farebbero molte cene.

Ingredienti

- 40 ml di olio di cocco
- 450 gr di agnello disossato a cubetti
- 2 Spicchi d'aglio tritati
- 2 gr di zenzero fresco
- 2 zucchine a fette
- 1 carota grande affettata
- 0.30 gr di coriandolo in polvere
- 2 gr di cumino in polvere
- 1 limone verde spremuto
- Coriandolo, tritato fresco (a piacere)
- 150 gr di Riso al cavolfiore per porzione
- sale e pepe da avere un sapore

Istruzioni

- Scaldare l'olio in una padella a fuoco medio e cuocere l'agnello fino a doratura. Quindi, rimuovere l'agnello dalla padella e aggiungere le verdure. Cuocere le verdure finché non sono quasi morbide, quindi aggiungere nuovamente l'agnello nella padella.
- Cuocere l'agnello fino a quando non è cotto, generalmente un mezzo raro è il modo in cui viene servito l'agnello. Adagiare l'agnello e le verdure su un letto di riso al cavolfiore e guarnire con il coriandolo. Mettere da parte.

Pollo Dolce e Piccante

Ingredienti

- 100 ml di olio
- 450 gr di pollo

Per la Salsa:

- Un pizzico di sale
- 2 gr di aceto di mele
- 2 gr di zenzero in polvere
- 5 gr di aglio in polvere
- 30 gr di ammino di cocco
- 170 ml di miele grezzo

Impanatura:

- 2 uova + 5 gr di acqua
- 100 gr fecola di maranta

Altro:

- Peperoncino rosso in fiocchi
- Cipolle verdi
- 1 peperone rosso

Istruzioni

- Tagliare il pollo a cubetti.
- Mescolare tutti gli ingredienti della salsa insieme fino a incorporarli. Quindi sbattere l'uovo e l'acqua insieme. In un'altra ciotola, versare la farina di fecola di maranta.
- Immergere prima i cubetti di pollo nella miscela di uova, poi la farina di fecola di maranta.

- In una padella scaldare abbondante olio.
- Mettere i cubetti di pollo nella padella, rosolando su tutti i lati. Scolare.
- Versare la salsa sul pollo e portare a ebollizione. Quindi abbassare la fiamma e cuocere a fuoco lento per 10 minuti.
- Aggiungere le fette di peperone rosso, le cipolle verdi tagliate a dadini e i fiocchi di peperoncino, pettinando bene. Servire!

Torta di Spaghetti Italiani con Zucca

Ingredienti

Zucca:

- 1 gr di pepe
- 3 gr di sale
- 2 cucchiaini di olio extravergine d'oliva
- 1 zucca spaghetti

Altri componenti:

- 3 gr di sale
- 1 gr di pepe
- 10 gr di aglio in polvere
- ½ cucchiaino di peperoncino rosso
- 25 gr di spezie italiane miste
- 1 uovo
- 280 gr di salsa di pomodoro
- 240 gr di petto di pollo disossato e senza pelle (cotto e sminuzzato)
- 3 manciate di spinaci

* 1 spicchio d'aglio schiacciato
* 5 ml di olio extravergine d'oliva
* 25 gr di parmigiano, per servire

Istruzioni

* Assicurarsi che il forno sia preriscaldato a 180° C. Con carta pergamena, allineare un foglio.
* Tagliare a metà la zucca e rimuovere i semi. Condire con olio d'oliva e cospargere di pepe e sale. Posizionare le metà della zucca a faccia in giù sul foglio. Aggiungere ¼ di tazza di acqua al foglio. Cuocere mezz'ora finché sono teneri.
* Raschiare la zucca con una forchetta e metterla nella ciotola.
* Scaldare l'olio e soffriggere l'aglio. Quindi aggiungere gli spinaci, cuocendo finché non appassiscono.
* Mescola la zucca, il formaggio, l'uovo, la salsa di pomodoro, il pollo sminuzzato, gli spinaci e l'aglio. Versare in un piatto. Cospargere con scaglie di parmigiano e peperoncino.
* Infornate per una decina di minuti. Quindi cuocere 3-5 minuti.

Pollo in Padella

Ingredienti

* 240 ml di brodo di pollo
* 2 gr di cannella
* 3 gr di timo
* 4 spicchi d'aglio tritati

- 2 mele Granny Smith sbucciate / private del torsolo / tagliate
- 1 cipolla tritata
- 1 patata dolce sbucciata / tagliata
- 460 gr di cavoletti di Bruxelles
- 4 fette di bacon tritate
- 1 gr di pepe
- 2 gr di sale
- 450 gr di petti di pollo senza pelle disossati
- 13 ml di olio d'oliva

Istruzioni

- Scaldare l'olio e mettere il pollo, ½ cucchiaino di sale e pepe. Cuocere fino a doratura. Mettere nel piatto e mettere da parte.
- Abbassare la fiamma e aggiungere la pancetta, cuocendo fino a quando diventa croccante. Trasferire in un piatto. Riservare 1 cucchiaio e mezzo grasso di pancetta.
- Aumentare la fiamma e aggiungere il sale rimanente, la cipolla, la patata dolce e i cavoletti di Bruxelles. Cuocere 10 minuti fino a quando sono croccanti ma teneri.
- Quindi mescolare cannella, timo, aglio e mele. Cuocere 30 secondi, quindi versare ½ brodo. Portare a ebollizione, quindi aggiungere il pollo riservato e il resto del brodo. Mescolare la pancetta e servire!

Pollo Cremoso al Limone con Asparagi e Funghi

Ingredienti

- Sale
- La scorza di 1 limone
- Il succo di 1 limone
- 180 ml di latte di cocco
- 230 gr di funghi a fette
- 8 punte di asparagi, tagliate a pezzi da 2 cm
- 3 spicchi d'aglio schiacciati
- 30 ml di olio di cocco
- 3-4 petti di pollo

Istruzioni

- Riscaldare la padella con 1 cucchiaio di olio di cocco. Mettere i petti di pollo in padella, riscaldando 3 minuti per lato. Rimuovere il pollo e metterlo da parte.
- Mescolare funghi, asparagi e aglio nella stessa padella. Soffriggere finché gli asparagi non diventano croccanti e i funghi si ammorbidiscono.
- Rimettere il pollo nella padella e aggiungere la scorza di limone, il succo di limone e il latte di cocco. Riscaldare a ebollizione e abbassare la fiamma per cuocere a fuoco lento 3-4 minuti fino a quando il pollo è completamente cotto.
- Servire con gli zoodles!

Parmigiano Di Pollo Al Forno

Ingredienti

- Pepe e sale
- 4 zucchine
- 1 mozzarella
- 280 gr di salsa di pomodoro
- 800 gr di pomodori schiacciati
- 3 gr di basilico
- 8 gr di prezzemolo
- 1 carota a dadini
- 3 spicchi d'aglio tritati
- 1 cipolla tritata
- 130 gr di farina di mandorle
- 30 gr di olio d'oliva
- 1 uovo
- 4 cosce di pollo disossate e senza pelle

Istruzioni

- Scaldare l'olio d'oliva in padella. Aggiungere la carota, l'aglio e la cipolla nella padella. Rosolare 3-5 minuti. Versare il basilico, il prezzemolo, la salsa di pomodoro e i pomodori schiacciati. Fate bollire 10 minuti, condendo con pepe e sale. Togliere dal fuoco.
- Assicuratevi che il forno sia preriscaldato a 180° C. Con carta pergamena, allineare su un vassoio.
- Su un piatto versare la farina di mandorle. In un piatto fondo, rompere e sbattere l'uovo.
- Immergere le cosce di pollo nell'uovo e infarinare. Disporre sulla teglia e condire con pepe e sale.
- Tagliare le zucchine in zoodles con lo spiralizzatore.

- Cuocere il pollo per 17 minuti. Versare ½ tazza di marinara su ciascuno e mettere sopra la mozzarella. Cuocere altri 3-5 minuti per sciogliere il formaggio.
- Servire su spaghetti di zucchine riscaldati!

Capitolo 4: Dessert

Biscotti con Gocce di Cioccolato Paleo Senza Cottura

I giorni in cui vi sentivate in colpa per aver consumato un delizioso dolcetto sono finiti. La dieta Paleo è arrivata ancora una volta, in modi che molti pensavano sarebbero stati impossibili. Ripensate alla vostra infanzia. Le probabilità sono i vostri ricordi preferiti incentrati su un biscotto con gocce di cioccolato appena sfornato. Questo è vero per molte persone, e purtroppo la dieta Paleo non ammette cereali, che molti pensavano significasse la fine di quei ricordi.

Tuttavia, solo perché questa si chiama dieta del cavernicolo, non significa che siete bloccati con ramoscelli e bacche. Potrete gustare i biscotti con gocce di cioccolato proprio come facevate da bambini.

La parte migliore è che non solo questi biscotti sono più sani per voi, ma sono anche più facili da preparare! Quindi meno tempo dall'inizio alla pancia!

I biscotti tradizionali farebbero venire l'orrore anche al principiante paleo fanatico. Margarina, farina e zucchero sono apparentemente il nemico! Come si potrebbe trasformare questa ricetta in qualcosa di accettabile?

Niente paura! Questa è una ricetta che vi lascerà a bocca aperta. È semplice, deliziosa e non infrange le regole. Nemmeno il minimo bit. Se siete un ribelle ma volete continuare con la dieta, questo è sicuramente il trattamento che fa per voi!

Come può qualcosa di così delizioso essere così accettabile? Bene, sostituite la farina e il burro con burro di mandorle e semi di lino, e avrete a disposizione alcuni componenti di impasto accettabili. Metteteci del cioccolato fondente al posto del cioccolato semidolce, e avrete un vincitore!

Ingredienti

- 250 gr di burro di mandorle
- 20 gr di fiocchi di cocco non zuccherati
- 50 gr olio di cocco (sciolto)
- 40 gr di semi di lino macinati
- 20 gr di gocce di cioccolato fondente
- 2 gr di sale marino

Istruzioni

- Prendere tutti gli ingredienti e mescolarli insieme in una grande ciotola. Quindi foderare una teglia con carta forno e arrotolare l'impasto in palline. Premere le palline sulla carta da forno.
- Conservare in frigorifero fin poco prima di servire.
- Brownies al Cioccolato

Non solo potete avere i biscotti, ma potete anche avere dei brownies! Questo può essere sbalorditivo, ma credetemi, nessuno sta tirando la vostra catena. Questi decadenti, cioccolatini, deliziosi brownies sono totalmente paleo-friendly e lasceranno il vostro pallet soddisfatto, e il vostro golosone felice. A chi non piace un po' di cioccolato ogni tanto?

Ingredienti

- 50 gr di farina di cocco

- 40 gr di cacao in polvere puro
- 100 gr di burro chiarificato
- 3 uova biologiche
- 250 gr di miele (agave)
- 9 gr di estratto di vaniglia
- 60 gr di pezzi di cioccolato naturale. (Niente latte o cioccolato zuccherato artificialmente, ad esempio Hershey)

Istruzioni

- Preriscaldate il forno a 180°.
- Ungere una teglia (20x20)
- Usando una grande ciotola, sbattere insieme la farina di cocco e il cacao in polvere.
- Aggiungere i quattro ingredienti successivi e lasciare riposare per cinque minuti. Il motivo per cui è necessario lasciarlo riposare è che ci vuole più tempo alla farina di cocco che alla farina normale per assorbire il liquido, quindi bisogna dargli il tempo di farlo per ottenere la giusta consistenza.
- Versare le gocce di cioccolato.
- Versare la pastella, o un cucchiaio, nella teglia precedentemente unta.
- Dovrebbero volerci dai trenta ai quaranta minuti per cuocere completamente i brownies. Mettete alla prova la loro cottura attaccando uno stuzzicadenti al centro. Se esce pulito, hanno finito.
- Togliete i brownies dal forno e lasciateli raffreddare completamente prima di servirli.

Pesche Grigliate con Crema al Cardamomo

Non tutti i dessert devono essere al cioccolato. Si può fare questo piatto per un meraviglioso dessert estivo che si abbina bene con un piatto a base di agnello. Per fare la crema di cocco, è sufficiente mettere in frigorifero una lattina di latte di cocco (grasso intero) e attendere che la crema si separi, quindi raccoglierla dall'alto. Bada bing, pronto da buttare su delle pesche cotte.

Ingredienti

- 2 Pesche mature, tagliate a metà e snocciolate
- 120 gr di crema di cocco
- 16 gr di mandorle a scaglie
- 45 gr di miele selvatico
- 0.5 gr di cardamomo macinato

Istruzioni

- Mescolare gli ultimi due ingredienti in una piccola ciotola. Metterli da parte
- Accendere la griglia a fuoco medio-basso
- Adagiare le metà delle pesche con il lato tagliato verso il basso sulla griglia
- Dopo cinque minuti, rimuovere le pesche ora morbide e grigliate
- Mettere le pesche in una ciotola e aggiungere un po' di panna.
- Condire con la miscela che avete preparato nel primo passaggio e aggiungere altro cardamomo macinato, se lo desiderate
- Per aggiungere un elemento in più, guarnire con mandorle a scaglie prima di servire.

Hummus di Zucca

Gli anacardi sono un'ottima alternativa ai ceci. I ceci sono un no go nella dieta paleo che rende l'hummus qualcosa di difficile da inserire. Tuttavia, se amate l'hummus, non dovete preoccuparvi. Questa ricetta è completamente paleo friendly.

Ingredienti

- 65 gr di anacardi crudi
- 125 gr di purè di zucca
- 2 cucchiai di tahini
- 30 ml di succo di limone
- 15 gr d'olio extravergine d'oliva
- 0.50 gr di sale
- 0.5 gr di cumino
- 0.20 gr di pepe di Caienna
- 1/2 cucchiaino di spezie per torta di zucca
- 1 spicchio di aglio

Istruzioni

- Volete che i vostri anacardi siano morbidi, metteteli a bagno in una ciotola d'acqua per circa un'ora.
- Una volta che gli anacardi sono stati ammollati, dovete scolarli e lavarli.
- Mettere gli anacardi in un robot da cucina con la zucca e frullarli fino a ottenere un composto omogeneo
- Aggiungere gli ingredienti finali e frullare fino a ottenere un composto cremoso.
- Questo hummus può essere un po' secco. Quindi condire un filo d'olio d'oliva prima di servire. Questo gli conferisce anche un sapore più ricco.

- Immergere le verdure fresche, i cracker paleo amichevoli o anche solo un cucchiaio in questo hummus e divertitevi!

Patate Dolci Fritte

Ingredienti

- Sale
- 70 ml di olio d'oliva
- 680 gr di patate dolci

Istruzioni

- Assicurarsi che il forno sia preriscaldato a 200° C. Con carta pergamena, allineare su un vassoio.
- Affettare le patate usando un'affettatrice a mandolino.
- Mettere le fette in una ciotola e versarvi sopra l'olio d'oliva. Mescolare sul rivestimento. Disporre le fette sulla teglia.
- Cospargere di sale. Cuocere per 20-25 minuti fino a quando saranno molto croccanti e dorati. Lasciate raffreddare 5 minuti prima di togliere e divorare.

Barrette Energetiche di Pasta Frolla alla Vaniglia

Ingredienti

- 30 ml di acqua
- Un pizzico di sale
- 2 gr di estratto di vaniglia
- 50 gr di proteine in polvere di vaniglia
- 8 datteri snocciolati

* 200 gr di farina di mandorle

Rivestimento:

* 26 gr di vaniglia proteica in polvere
* 30 gr di farina di mandorle

Istruzioni

* Mescolare tutti i componenti meno gli ingredienti di rivestimento all'interno di un robot da cucina. Frullare in alto fino a ottenere un composto omogeneo.
* Mescolare gli ingredienti per il rivestimento.
* Preparare 2 cucchiai palline di dimensioni da pasta e rotolare nel rivestimento.
* Posizionare le palline di pasta rivestite su un foglio foderato e congelare 1-2 ore finché non si sono indurite. Buon appetito!

Conclusione

Grazie per essere arrivati alla fine del Ricettario Completo per la Dieta Paleo.

Spero che abbiate trovato questo libro di cucina utile per scoprire ricette semplici ma deliziose che non vi porteranno mai fuori strada durante la dieta Paleo.

Ora è il momento di mostrare al mondo di cosa siete fatti e di fare buon uso di queste ricette!

Grazie e buona fortuna!

Indice

Capitolo 1: Colazione

Capitolo 2: Pranzo

Capitolo 3: Cena

- Torta di Spaghetti Italiani con Zucca
- Pollo in Padella
- Pollo alla crema al limone con asparagi e funghi
- Parmigiano Di Pollo Al Forno

Capitolo 4: Dessert e snack

- Biscotti con Gocce di Cioccolato Paleo Senza Cottura
- Brownies al Cioccolato
- Pesche Grigliate con Crema al Cardamomo
- Hummus di Zucca
- Patate Dolci Fritte
- Barrette Energetiche di Pasta Frolla alla Vaniglia